DIABETES TAGEBUCH

PERSÖNLICHE DATEN

I0421745

Name, Vorname

Straße, Hausnummer

PLZ, Wohnort

Telefon   Mobil

Geburtsdatum   Körpergewicht

Diabetes Typ   Diabetes seit

IM NOTFALL

Name, Vorname

Straße, Hausnummer

PLZ, Wohnort

Telefon   Mobil

Behandelnder Arzt – Stempel und Unterschrift

DIABETES TAGEBUCH

MEINE MEDIKAMENTE

Medikament	morgens	mittags	abends

SONSTIGE INFORMATIONEN

DIABETES TAGEBUCH

MEINE ZAHLEN

Quartal	I	II	III	IV	Ziel
Datum					
Körpergewicht					
Blutzucker nüchtern					
Blutzucker nach d. Essen					
Blutzucker abends					
Blutdruck					
HbA1c					
Cholesterin (gesamt)					
HDL-Cholesterin					
LDL-Cholesterin					
Triglyceride					

NOTIZ

_____

_____

_____

_____

_____

_____

_____

_____

_____

_____

DIABETES TAGEBUCH

MEINE MESSWERTE

Woche _____ **/20**

Körpergewicht _____

	Blutzucker				Insulin		Blutdruck
	morgens	mittags	abends	spät	morgens	abends	/
Mo.							/
Di.							/
Mi.							/
Do.							/
Fr.							/
Sa.							/
So.							/

NOTIZ

_____

_____

_____

_____

_____

_____

_____

_____

_____

_____

_____

DIABETES TAGEBUCH

MEINE MESSWERTE

Woche _____ **/20** _____

Körpergewicht _____

	Blutzucker				Insulin		Blutdruck
	morgens	mittags	abends	spät	morgens	abends	/
Mo.							/
Di.							/
Mi.							/
Do.							/
Fr.							/
Sa.							/
So.							/

NOTIZ

_____

_____

_____

_____

_____

_____

_____

_____

_____

_____

DIABETES TAGEBUCH

MEINE MESSWERTE

Woche _____ **/20**

Körpergewicht _____

	Blutzucker				Insulin		Blutdruck
	morgens	mittags	abends	spät	morgens	abends	/
Mo.							/
Di.							/
Mi.							/
Do.							/
Fr.							/
Sa.							/
So.							/

NOTIZ

_____

_____

_____

_____

_____

_____

_____

_____

_____

_____

DIABETES TAGEBUCH

MEINE MESSWERTE

Woche _____ **/20** _____

Körpergewicht _____

	Blutzucker				Insulin		Blutdruck
	morgens	mittags	abends	spät	morgens	abends	/
Mo.							/
Di.							/
Mi.							/
Do.							/
Fr.							/
Sa.							/
So.							/

NOTIZ

_____

_____

_____

_____

_____

_____

_____

_____

_____

_____

DIABETES TAGEBUCH

MEINE MESSWERTE

Woche _____ /20

Körpergewicht _____

	Blutzucker				Insulin		Blutdruck
	morgens	mittags	abends	spät	morgens	abends	/
Mo.							/
Di.							/
Mi.							/
Do.							/
Fr.							/
Sa.							/
So.							/

NOTIZ

_____

_____

_____

_____

_____

_____

_____

_____

_____

_____

DIABETES TAGEBUCH

MEINE MESSWERTE

Woche _____ /20 _____

Körpergewicht _____

	Blutzucker				Insulin		Blutdruck
	morgens	mittags	abends	spät	morgens	abends	/
Mo.							/
Di.							/
Mi.							/
Do.							/
Fr.							/
Sa.							/
So.							/

NOTIZ

_____

_____

_____

_____

_____

_____

_____

_____

_____

_____

DIABETES TAGEBUCH

MEINE MESSWERTE

Woche **/20**

Körpergewicht

	Blutzucker				Insulin		Blutdruck
	morgens	mittags	abends	spät	morgens	abends	/
Mo.							/
Di.							/
Mi.							/
Do.							/
Fr.							/
Sa.							/
So.							/

NOTIZ

_____

_____

_____

_____

_____

_____

_____

_____

_____

_____

DIABETES TAGEBUCH

MEINE MESSWERTE

Woche _____ **/20** _____

Körpergewicht _____

	Blutzucker				Insulin		Blutdruck
	morgens	mittags	abends	spät	morgens	abends	/
Mo.							/
Di.							/
Mi.							/
Do.							/
Fr.							/
Sa.							/
So.							/

NOTIZ

_____

_____

_____

_____

_____

_____

_____

_____

_____

DIABETES TAGEBUCH

MEINE MESSWERTE

Woche   /20

Körpergewicht

	Blutzucker				Insulin		Blutdruck
	morgens	mittags	abends	spät	morgens	abends	/
Mo.							/
Di.							/
Mi.							/
Do.							/
Fr.							/
Sa.							/
So.							/

NOTIZ

_____

_____

_____

_____

_____

_____

_____

_____

_____

_____

DIABETES TAGEBUCH

MEINE MESSWERTE

Woche _____ /20

Körpergewicht _____

	Blutzucker				Insulin		Blutdruck
	morgens	mittags	abends	spät	morgens	abends	/
Mo.							/
Di.							/
Mi.							/
Do.							/
Fr.							/
Sa.							/
So.							/

NOTIZ

_____

_____

_____

_____

_____

_____

_____

_____

_____

_____

DIABETES TAGEBUCH

MEINE MESSWERTE

Woche   /20

Körpergewicht

	Blutzucker				Insulin		Blutdruck
	morgens	mittags	abends	spät	morgens	abends	/
Mo.							/
Di.							/
Mi.							/
Do.							/
Fr.							/
Sa.							/
So.							/

NOTIZ

_____

_____

_____

_____

_____

_____

_____

_____

_____

_____

_____

DIABETES TAGEBUCH

MEINE MESSWERTE

Woche _____ /20

Körpergewicht _____

	Blutzucker				Insulin		Blutdruck
	morgens	mittags	abends	spät	morgens	abends	/
Mo.							/
Di.							/
Mi.							/
Do.							/
Fr.							/
Sa.							/
So.							/

NOTIZ

_____

_____

_____

_____

_____

_____

_____

_____

_____

_____

_____

DIABETES TAGEBUCH

MEINE MESSWERTE

Woche   /20

Körpergewicht

	Blutzucker				Insulin		Blutdruck
	morgens	mittags	abends	spät	morgens	abends	/
Mo.							/
Di.							/
Mi.							/
Do.							/
Fr.							/
Sa.							/
So.							/

NOTIZ

_____

_____

_____

_____

_____

_____

_____

_____

_____

_____

_____

DIABETES TAGEBUCH

MEINE MESSWERTE

Woche _____ **/20**

Körpergewicht _____

	Blutzucker				Insulin		Blutdruck
	morgens	mittags	abends	spät	morgens	abends	/
Mo.							/
Di.							/
Mi.							/
Do.							/
Fr.							/
Sa.							/
So.							/

NOTIZ

_____

_____

_____

_____

_____

_____

_____

_____

_____

_____

_____

DIABETES TAGEBUCH

MEINE MESSWERTE

Woche _____ **/20**

Körpergewicht _____

	Blutzucker				Insulin		Blutdruck
	morgens	mittags	abends	spät	morgens	abends	/
Mo.							/
Di.							/
Mi.							/
Do.							/
Fr.							/
Sa.							/
So.							/

NOTIZ

_____

_____

_____

_____

_____

_____

_____

_____

_____

_____

_____

DIABETES TAGEBUCH

MEINE MESSWERTE

Woche   /20

Körpergewicht

	Blutzucker				Insulin		Blutdruck
	morgens	mittags	abends	spät	morgens	abends	/
Mo.							/
Di.							/
Mi.							/
Do.							/
Fr.							/
Sa.							/
So.							/

NOTIZ

_____

_____

_____

_____

_____

_____

_____

_____

_____

_____

_____

DIABETES TAGEBUCH

MEINE MESSWERTE

Woche _____ **/20**

Körpergewicht _____

	Blutzucker				Insulin		Blutdruck
	morgens	mittags	abends	spät	morgens	abends	/
Mo.							/
Di.							/
Mi.							/
Do.							/
Fr.							/
Sa.							/
So.							/

NOTIZ

_____

_____

_____

_____

_____

_____

_____

_____

_____

_____

DIABETES TAGEBUCH

MEINE MESSWERTE

Woche   /20

Körpergewicht

	Blutzucker				Insulin		Blutdruck
	morgens	mittags	abends	spät	morgens	abends	/
Mo.							/
Di.							/
Mi.							/
Do.							/
Fr.							/
Sa.							/
So.							/

NOTIZ

_____

_____

_____

_____

_____

_____

_____

_____

_____

_____

_____

DIABETES TAGEBUCH

MEINE MESSWERTE

Woche _____ **/20**

Körpergewicht _____

	Blutzucker				Insulin		Blutdruck
	morgens	mittags	abends	spät	morgens	abends	/
Mo.							/
Di.							/
Mi.							/
Do.							/
Fr.							/
Sa.							/
So.							/

NOTIZ

_____

_____

_____

_____

_____

_____

_____

_____

_____

_____

DIABETES TAGEBUCH

MEINE MESSWERTE

Woche _____ /20

Körpergewicht _____

	Blutzucker				Insulin		Blutdruck
	morgens	mittags	abends	spät	morgens	abends	/
Mo.							/
Di.							/
Mi.							/
Do.							/
Fr.							/
Sa.							/
So.							/

NOTIZ

_____

_____

_____

_____

_____

_____

_____

_____

_____

_____

_____

DIABETES TAGEBUCH

MEINE MESSWERTE

Woche _____ **/20**

Körpergewicht _____

	Blutzucker				Insulin		Blutdruck
	morgens	mittags	abends	spät	morgens	abends	/
Mo.							/
Di.							/
Mi.							/
Do.							/
Fr.							/
Sa.							/
So.							/

NOTIZ

_____

_____

_____

_____

_____

_____

_____

_____

_____

_____

DIABETES TAGEBUCH

MEINE MESSWERTE

Woche   **/20**

Körpergewicht

	Blutzucker				Insulin		Blutdruck
	morgens	mittags	abends	spät	morgens	abends	/
Mo.							/
Di.							/
Mi.							/
Do.							/
Fr.							/
Sa.							/
So.							/

NOTIZ

DIABETES TAGEBUCH

MEINE MESSWERTE

Woche _____ **/20** _____

Körpergewicht _____

	Blutzucker				Insulin		Blutdruck
	morgens	mittags	abends	spät	morgens	abends	/
Mo.							/
Di.							/
Mi.							/
Do.							/
Fr.							/
Sa.							/
So.							/

NOTIZ

_____

_____

_____

_____

_____

_____

_____

_____

_____

_____

_____

DIABETES TAGEBUCH

MEINE MESSWERTE

Woche _____ **/20** _____

Körpergewicht _____

	Blutzucker				Insulin		Blutdruck
	morgens	mittags	abends	spät	morgens	abends	/
Mo.							/
Di.							/
Mi.							/
Do.							/
Fr.							/
Sa.							/
So.							/

NOTIZ

_____

_____

_____

_____

_____

_____

_____

_____

_____

_____

DIABETES TAGEBUCH

MEINE MESSWERTE

Woche _____ **/20**

Körpergewicht _____

		Blutzucker			Insulin		Blutdruck
	morgens	mittags	abends	spät	morgens	abends	/
Mo.							/
Di.							/
Mi.							/
Do.							/
Fr.							/
Sa.							/
So.							/

NOTIZ

_____

_____

_____

_____

_____

_____

_____

_____

_____

_____

DIABETES TAGEBUCH

MEINE MESSWERTE

Woche _____ **/20**

Körpergewicht _____

	Blutzucker				Insulin		Blutdruck
	morgens	mittags	abends	spät	morgens	abends	/
Mo.							/
Di.							/
Mi.							/
Do.							/
Fr.							/
Sa.							/
So.							/

NOTIZ

_____

_____

_____

_____

_____

_____

_____

_____

_____

_____

_____

DIABETES TAGEBUCH

MEINE MESSWERTE

Woche _____ **/20**

Körpergewicht _____

	Blutzucker				Insulin		Blutdruck
	morgens	mittags	abends	spät	morgens	abends	/
Mo.							/
Di.							/
Mi.							/
Do.							/
Fr.							/
Sa.							/
So.							/

NOTIZ

_____

_____

_____

_____

_____

_____

_____

_____

_____

_____

_____

DIABETES TAGEBUCH

MEINE MESSWERTE

Woche   **/20**

Körpergewicht

	Blutzucker				Insulin		Blutdruck
	morgens	mittags	abends	spät	morgens	abends	/
Mo.							/
Di.							/
Mi.							/
Do.							/
Fr.							/
Sa.							/
So.							/

NOTIZ

DIABETES TAGEBUCH

MEINE MESSWERTE

Woche _____ **/20**

Körpergewicht _____

	Blutzucker				Insulin		Blutdruck
	morgens	mittags	abends	spät	morgens	abends	/
Mo.							/
Di.							/
Mi.							/
Do.							/
Fr.							/
Sa.							/
So.							/

NOTIZ

_____

_____

_____

_____

_____

_____

_____

_____

_____

_____

DIABETES TAGEBUCH

MEINE MESSWERTE

Woche _____ /20

Körpergewicht _____

	Blutzucker				Insulin		Blutdruck
	morgens	mittags	abends	spät	morgens	abends	/
Mo.							/
Di.							/
Mi.							/
Do.							/
Fr.							/
Sa.							/
So.							/

NOTIZ

_____

_____

_____

_____

_____

_____

_____

_____

_____

_____

_____

DIABETES TAGEBUCH

MEINE MESSWERTE

Woche _____ /20

Körpergewicht _____

	Blutzucker				Insulin		Blutdruck
	morgens	mittags	abends	spät	morgens	abends	/
Mo.							/
Di.							/
Mi.							/
Do.							/
Fr.							/
Sa.							/
So.							/

NOTIZ

_____

_____

_____

_____

_____

_____

_____

_____

_____

_____

DIABETES TAGEBUCH

MEINE MESSWERTE

Woche   /20

Körpergewicht

	Blutzucker				Insulin		Blutdruck
	morgens	mittags	abends	spät	morgens	abends	/
Mo.							/
Di.							/
Mi.							/
Do.							/
Fr.							/
Sa.							/
So.							/

NOTIZ

DIABETES TAGEBUCH

MEINE MESSWERTE

Woche   /20

Körpergewicht

	Blutzucker				Insulin		Blutdruck
	morgens	mittags	abends	spät	morgens	abends	/
Mo.							/
Di.							/
Mi.							/
Do.							/
Fr.							/
Sa.							/
So.							/

NOTIZ

_____

_____

_____

_____

_____

_____

_____

_____

_____

_____

_____

DIABETES TAGEBUCH

MEINE MESSWERTE

Woche _____ /20

Körpergewicht _____

	Blutzucker				Insulin		Blutdruck
	morgens	mittags	abends	spät	morgens	abends	/
Mo.							/
Di.							/
Mi.							/
Do.							/
Fr.							/
Sa.							/
So.							/

NOTIZ

_____

_____

_____

_____

_____

_____

_____

_____

_____

_____

_____

DIABETES TAGEBUCH

MEINE MESSWERTE

Woche _____ **/20**

Körpergewicht _____

	Blutzucker				Insulin		Blutdruck
	morgens	mittags	abends	spät	morgens	abends	/
Mo.							/
Di.							/
Mi.							/
Do.							/
Fr.							/
Sa.							/
So.							/

NOTIZ

_____

_____

_____

_____

_____

_____

_____

_____

_____

_____

DIABETES TAGEBUCH

MEINE MESSWERTE

Woche _____ **/20**

Körpergewicht _____

	Blutzucker				Insulin		Blutdruck
	morgens	mittags	abends	spät	morgens	abends	/
Mo.							/
Di.							/
Mi.							/
Do.							/
Fr.							/
Sa.							/
So.							/

NOTIZ

_____

_____

_____

_____

_____

_____

_____

_____

_____

_____

DIABETES TAGEBUCH

MEINE MESSWERTE

Woche _____ /20

Körpergewicht _____

	Blutzucker				Insulin		Blutdruck
	morgens	mittags	abends	spät	morgens	abends	/
Mo.							/
Di.							/
Mi.							/
Do.							/
Fr.							/
Sa.							/
So.							/

NOTIZ

_____

_____

_____

_____

_____

_____

_____

_____

_____

_____

_____

_____

DIABETES TAGEBUCH

MEINE MESSWERTE

Woche   /20

Körpergewicht

	Blutzucker				Insulin		Blutdruck
	morgens	mittags	abends	spät	morgens	abends	/
Mo.							/
Di.							/
Mi.							/
Do.							/
Fr.							/
Sa.							/
So.							/

NOTIZ

_____

_____

_____

_____

_____

_____

_____

_____

_____

_____

DIABETES TAGEBUCH

MEINE MESSWERTE

Woche   /20

Körpergewicht

	Blutzucker				Insulin		Blutdruck
	morgens	mittags	abends	spät	morgens	abends	/
Mo.							/
Di.							/
Mi.							/
Do.							/
Fr.							/
Sa.							/
So.							/

NOTIZ

_____

_____

_____

_____

_____

_____

_____

_____

_____

_____

DIABETES TAGEBUCH

MEINE MESSWERTE

Woche   /20

Körpergewicht

	Blutzucker				Insulin		Blutdruck
	morgens	mittags	abends	spät	morgens	abends	/
Mo.							/
Di.							/
Mi.							/
Do.							/
Fr.							/
Sa.							/
So.							/

NOTIZ

_____

_____

_____

_____

_____

_____

_____

_____

_____

_____

_____

DIABETES TAGEBUCH

MEINE MESSWERTE

Woche _____ /20

Körpergewicht _____

	Blutzucker				Insulin		Blutdruck
	morgens	mittags	abends	spät	morgens	abends	/
Mo.							/
Di.							/
Mi.							/
Do.							/
Fr.							/
Sa.							/
So.							/

NOTIZ

_____

_____

_____

_____

_____

_____

_____

_____

_____

_____

DIABETES TAGEBUCH

MEINE MESSWERTE

Woche _____ /20

Körpergewicht _____

	Blutzucker				Insulin		Blutdruck
	morgens	mittags	abends	spät	morgens	abends	/
Mo.							/
Di.							/
Mi.							/
Do.							/
Fr.							/
Sa.							/
So.							/

NOTIZ

_____

_____

_____

_____

_____

_____

_____

_____

_____

_____

_____

DIABETES TAGEBUCH

MEINE MESSWERTE

Woche _____ **/20**

Körpergewicht _____

	Blutzucker				Insulin		Blutdruck
	morgens	mittags	abends	spät	morgens	abends	/
Mo.							/
Di.							/
Mi.							/
Do.							/
Fr.							/
Sa.							/
So.							/

NOTIZ

_____

_____

_____

_____

_____

_____

_____

_____

_____

_____

DIABETES TAGEBUCH

MEINE MESSWERTE

Woche **/20**

Körpergewicht

	Blutzucker				Insulin		Blutdruck
	morgens	mittags	abends	spät	morgens	abends	/
Mo.							/
Di.							/
Mi.							/
Do.							/
Fr.							/
Sa.							/
So.							/

NOTIZ

_____

_____

_____

_____

_____

_____

_____

_____

_____

_____

_____

DIABETES TAGEBUCH

MEINE MESSWERTE

Woche _____ **/20**

Körpergewicht _____

	Blutzucker				Insulin		Blutdruck
	morgens	mittags	abends	spät	morgens	abends	/
Mo.							/
Di.							/
Mi.							/
Do.							/
Fr.							/
Sa.							/
So.							/

NOTIZ

_____

_____

_____

_____

_____

_____

_____

_____

_____

_____

DIABETES TAGEBUCH

MEINE MESSWERTE

Woche _____ /20

Körpergewicht _____

	Blutzucker				Insulin		Blutdruck
	morgens	mittags	abends	spät	morgens	abends	/
Mo.							/
Di.							/
Mi.							/
Do.							/
Fr.							/
Sa.							/
So.							/

NOTIZ

_____

_____

_____

_____

_____

_____

_____

_____

_____

_____

_____

DIABETES TAGEBUCH

MEINE MESSWERTE

Woche _____ **/20**

Körpergewicht _____

	Blutzucker				Insulin		Blutdruck
	morgens	mittags	abends	spät	morgens	abends	/
Mo.							/
Di.							/
Mi.							/
Do.							/
Fr.							/
Sa.							/
So.							/

NOTIZ

_____

_____

_____

_____

_____

_____

_____

_____

_____

_____

DIABETES TAGEBUCH

MEINE MESSWERTE

Woche   **/20**

Körpergewicht

	Blutzucker				Insulin		Blutdruck
	morgens	mittags	abends	spät	morgens	abends	/
Mo.							/
Di.							/
Mi.							/
Do.							/
Fr.							/
Sa.							/
So.							/

NOTIZ

_____

_____

_____

_____

_____

_____

_____

_____

_____

_____

_____

DIABETES TAGEBUCH

MEINE MESSWERTE

Woche _____ **/20**

Körpergewicht _____

	Blutzucker				Insulin		Blutdruck
	morgens	mittags	abends	spät	morgens	abends	/
Mo.							/
Di.							/
Mi.							/
Do.							/
Fr.							/
Sa.							/
So.							/

NOTIZ

_____

_____

_____

_____

_____

_____

_____

_____

_____

_____

_____

DIABETES TAGEBUCH

MEINE MESSWERTE

Woche _____ **/20**

Körpergewicht _____

	Blutzucker				Insulin		Blutdruck
	morgens	mittags	abends	spät	morgens	abends	/
Mo.							/
Di.							/
Mi.							/
Do.							/
Fr.							/
Sa.							/
So.							/

NOTIZ

_____

_____

_____

_____

_____

_____

_____

_____

_____

DIABETES TAGEBUCH

MEINE MESSWERTE

Woche   **/20**

Körpergewicht

	Blutzucker				Insulin		Blutdruck
	morgens	mittags	abends	spät	morgens	abends	/
Mo.							/
Di.							/
Mi.							/
Do.							/
Fr.							/
Sa.							/
So.							/

NOTIZ

_____

_____

_____

_____

_____

_____

_____

_____

_____

_____

DIABETES TAGEBUCH

MEINE MESSWERTE

Woche _____ /20

Körpergewicht _____

	Blutzucker				Insulin		Blutdruck
	morgens	mittags	abends	spät	morgens	abends	/
Mo.							/
Di.							/
Mi.							/
Do.							/
Fr.							/
Sa.							/
So.							/

NOTIZ

_____

_____

_____

_____

_____

_____

_____

_____

_____

_____

_____

DIABETES TAGEBUCH

MEINE MESSWERTE

Woche   /20

Körpergewicht

	Blutzucker				Insulin		Blutdruck
	morgens	mittags	abends	spät	morgens	abends	/
Mo.							/
Di.							/
Mi.							/
Do.							/
Fr.							/
Sa.							/
So.							/

NOTIZ

_____

_____

_____

_____

_____

_____

_____

_____

_____

_____

_____

DIABETES TAGEBUCH

MEINE MESSWERTE

Woche /20

Körpergewicht

	Blutzucker				Insulin		Blutdruck
	morgens	mittags	abends	spät	morgens	abends	/
Mo.							/
Di.							/
Mi.							/
Do.							/
Fr.							/
Sa.							/
So.							/

NOTIZ

_____

_____

_____

_____

_____

_____

_____

_____

_____

_____

DIABETES TAGEBUCH

MEINE MESSWERTE

Woche _____ **/20**

Körpergewicht _____

	Blutzucker				Insulin		Blutdruck
	morgens	mittags	abends	spät	morgens	abends	/
Mo.							/
Di.							/
Mi.							/
Do.							/
Fr.							/
Sa.							/
So.							/

NOTIZ

_____

_____

_____

_____

_____

_____

_____

_____

_____

_____

DIABETES TAGEBUCH

MEINE MESSWERTE

Woche **/20**

Körpergewicht

	Blutzucker				Insulin		Blutdruck
	morgens	mittags	abends	spät	morgens	abends	/
Mo.							/
Di.							/
Mi.							/
Do.							/
Fr.							/
Sa.							/
So.							/

NOTIZ

DIABETES TAGEBUCH

MEINE MESSWERTE

Woche _____ /20

Körpergewicht _____

	Blutzucker				Insulin		Blutdruck
	morgens	mittags	abends	spät	morgens	abends	/
Mo.							/
Di.							/
Mi.							/
Do.							/
Fr.							/
Sa.							/
So.							/

NOTIZ

_____

_____

_____

_____

_____

_____

_____

_____

_____

_____

DIABETES TAGEBUCH

MEINE MESSWERTE

Woche _____ **/20**

Körpergewicht _____

	Blutzucker				Insulin		Blutdruck
	morgens	mittags	abends	spät	morgens	abends	/
Mo.							/
Di.							/
Mi.							/
Do.							/
Fr.							/
Sa.							/
So.							/

NOTIZ

_____

_____

_____

_____

_____

_____

_____

_____

_____

_____

_____

DIABETES TAGEBUCH

MEINE MESSWERTE

Woche _____ **/20** _____

Körpergewicht _____

	Blutzucker				Insulin		Blutdruck
	morgens	mittags	abends	spät	morgens	abends	/
Mo.							/
Di.							/
Mi.							/
Do.							/
Fr.							/
Sa.							/
So.							/

NOTIZ

_____

_____

_____

_____

_____

_____

_____

_____

_____

_____

_____

DIABETES TAGEBUCH

MEINE MESSWERTE

Woche   **/20**

Körpergewicht

	Blutzucker				Insulin		Blutdruck
	morgens	mittags	abends	spät	morgens	abends	/
Mo.							/
Di.							/
Mi.							/
Do.							/
Fr.							/
Sa.							/
So.							/

NOTIZ

_____

_____

_____

_____

_____

_____

_____

_____

_____

DIABETES TAGEBUCH

MEINE MESSWERTE

Woche _____ /20

Körpergewicht _____

	Blutzucker				Insulin		Blutdruck
	morgens	mittags	abends	spät	morgens	abends	/
Mo.							/
Di.							/
Mi.							/
Do.							/
Fr.							/
Sa.							/
So.							/

NOTIZ

_____

_____

_____

_____

_____

_____

_____

_____

_____

_____

_____

DIABETES TAGEBUCH

MEINE MESSWERTE

Woche _____ **/20** _____

Körpergewicht _____

	Blutzucker				Insulin		Blutdruck
	morgens	mittags	abends	spät	morgens	abends	/
Mo.							/
Di.							/
Mi.							/
Do.							/
Fr.							/
Sa.							/
So.							/

NOTIZ

_____

_____

_____

_____

_____

_____

_____

_____

_____

_____

DIABETES TAGEBUCH

MEINE MESSWERTE

Woche _____ /20

Körpergewicht _____

	Blutzucker				Insulin		Blutdruck
	morgens	mittags	abends	spät	morgens	abends	/
Mo.							/
Di.							/
Mi.							/
Do.							/
Fr.							/
Sa.							/
So.							/

NOTIZ

_____

_____

_____

_____

_____

_____

_____

_____

_____

_____

DIABETES TAGEBUCH

MEINE MESSWERTE

Woche   **/20**

Körpergewicht

	Blutzucker				Insulin		Blutdruck
	morgens	mittags	abends	spät	morgens	abends	/
Mo.							/
Di.							/
Mi.							/
Do.							/
Fr.							/
Sa.							/
So.							/

NOTIZ

_____

_____

_____

_____

_____

_____

_____

_____

_____

_____

DIABETES TAGEBUCH

MEINE MESSWERTE

Woche _____ /20

Körpergewicht _____

	Blutzucker				Insulin		Blutdruck
	morgens	mittags	abends	spät	morgens	abends	/
Mo.							/
Di.							/
Mi.							/
Do.							/
Fr.							/
Sa.							/
So.							/

NOTIZ

_____

_____

_____

_____

_____

_____

_____

_____

_____

_____

_____

DIABETES TAGEBUCH

MEINE MESSWERTE

Woche _____ /20

Körpergewicht _____

	Blutzucker				Insulin		Blutdruck
	morgens	mittags	abends	spät	morgens	abends	/
Mo.							/
Di.							/
Mi.							/
Do.							/
Fr.							/
Sa.							/
So.							/

NOTIZ

_____

_____

_____

_____

_____

_____

_____

_____

_____

_____

DIABETES TAGEBUCH

MEINE MESSWERTE

Woche _____ **/20**

Körpergewicht _____

	Blutzucker				Insulin		Blutdruck
	morgens	mittags	abends	spät	morgens	abends	/
Mo.							/
Di.							/
Mi.							/
Do.							/
Fr.							/
Sa.							/
So.							/

NOTIZ

_____

_____

_____

_____

_____

_____

_____

_____

_____

_____

_____

DIABETES TAGEBUCH

MEINE MESSWERTE

Woche _____ /20 _____

Körpergewicht _____

	Blutzucker				Insulin		Blutdruck
	morgens	mittags	abends	spät	morgens	abends	/
Mo.							/
Di.							/
Mi.							/
Do.							/
Fr.							/
Sa.							/
So.							/

NOTIZ

_____

_____

_____

_____

_____

_____

_____

_____

_____

_____

_____

DIABETES TAGEBUCH

MEINE MESSWERTE

Woche   /20

Körpergewicht

	Blutzucker				Insulin		Blutdruck
	morgens	mittags	abends	spät	morgens	abends	/
Mo.							/
Di.							/
Mi.							/
Do.							/
Fr.							/
Sa.							/
So.							/

NOTIZ

_____

_____

_____

_____

_____

_____

_____

_____

_____

_____

DIABETES TAGEBUCH

MEINE MESSWERTE

Woche   /20

Körpergewicht

	Blutzucker				Insulin		Blutdruck
	morgens	mittags	abends	spät	morgens	abends	/
Mo.							/
Di.							/
Mi.							/
Do.							/
Fr.							/
Sa.							/
So.							/

NOTIZ

_____

_____

_____

_____

_____

_____

_____

_____

_____

_____

DIABETES TAGEBUCH

MEINE MESSWERTE

Woche _____ /20

Körpergewicht _____

	Blutzucker				Insulin		Blutdruck
	morgens	mittags	abends	spät	morgens	abends	/
Mo.							/
Di.							/
Mi.							/
Do.							/
Fr.							/
Sa.							/
So.							/

NOTIZ

_____

_____

_____

_____

_____

_____

_____

_____

_____

_____

_____

DIABETES TAGEBUCH

MEINE MESSWERTE

Woche _____ **/20**

Körpergewicht _____

	Blutzucker				Insulin		Blutdruck
	morgens	mittags	abends	spät	morgens	abends	/
Mo.							/
Di.							/
Mi.							/
Do.							/
Fr.							/
Sa.							/
So.							/

NOTIZ

_____

_____

_____

_____

_____

_____

_____

_____

_____

_____

_____

DIABETES TAGEBUCH

MEINE MESSWERTE

Woche _____ **/20** _____

Körpergewicht _____

	Blutzucker				Insulin		Blutdruck
	morgens	mittags	abends	spät	morgens	abends	/
Mo.							/
Di.							/
Mi.							/
Do.							/
Fr.							/
Sa.							/
So.							/

NOTIZ

_____

_____

_____

_____

_____

_____

_____

_____

_____

_____

DIABETES TAGEBUCH

MEINE MESSWERTE

Woche _____ **/20**

Körpergewicht _____

	Blutzucker				Insulin		Blutdruck
	morgens	mittags	abends	spät	morgens	abends	/
Mo.							/
Di.							/
Mi.							/
Do.							/
Fr.							/
Sa.							/
So.							/

NOTIZ

_____

_____

_____

_____

_____

_____

_____

_____

_____

_____

DIABETES TAGEBUCH

MEINE MESSWERTE

Woche _____ **/20** _____

Körpergewicht _____

	Blutzucker				Insulin		Blutdruck
	morgens	mittags	abends	spät	morgens	abends	/
Mo.							/
Di.							/
Mi.							/
Do.							/
Fr.							/
Sa.							/
So.							/

NOTIZ

_____

_____

_____

_____

_____

_____

_____

_____

_____

_____

_____

DIABETES TAGEBUCH

MEINE MESSWERTE

Woche _____ **/20** _____

Körpergewicht _____

	Blutzucker				Insulin		Blutdruck
	morgens	mittags	abends	spät	morgens	abends	/
Mo.							/
Di.							/
Mi.							/
Do.							/
Fr.							/
Sa.							/
So.							/

NOTIZ

_____

_____

_____

_____

_____

_____

_____

_____

_____

_____

_____

DIABETES TAGEBUCH

MEINE MESSWERTE

Woche _____ /20

Körpergewicht _____

	Blutzucker				Insulin		Blutdruck
	morgens	mittags	abends	spät	morgens	abends	/
Mo.							/
Di.							/
Mi.							/
Do.							/
Fr.							/
Sa.							/
So.							/

NOTIZ

_____

_____

_____

_____

_____

_____

_____

_____

_____

_____

DIABETES TAGEBUCH

MEINE MESSWERTE

Woche   **/20**

Körpergewicht

	Blutzucker				Insulin		Blutdruck
	morgens	mittags	abends	spät	morgens	abends	/
Mo.							/
Di.							/
Mi.							/
Do.							/
Fr.							/
Sa.							/
So.							/

NOTIZ

_____

_____

_____

_____

_____

_____

_____

_____

_____

_____

DIABETES TAGEBUCH

MEINE MESSWERTE

Woche   **/20**

Körpergewicht

	Blutzucker				Insulin		Blutdruck
	morgens	mittags	abends	spät	morgens	abends	/
Mo.							/
Di.							/
Mi.							/
Do.							/
Fr.							/
Sa.							/
So.							/

NOTIZ

_____

_____

_____

_____

_____

_____

_____

_____

_____

_____

DIABETES TAGEBUCH

MEINE MESSWERTE

Woche _____ /20

Körpergewicht _____

	Blutzucker				Insulin		Blutdruck
	morgens	mittags	abends	spät	morgens	abends	/
Mo.							/
Di.							/
Mi.							/
Do.							/
Fr.							/
Sa.							/
So.							/

NOTIZ

_____

_____

_____

_____

_____

_____

_____

_____

_____

_____

DIABETES TAGEBUCH

MEINE MESSWERTE

Woche /20

Körpergewicht

	Blutzucker				Insulin		Blutdruck
	morgens	mittags	abends	spät	morgens	abends	/
Mo.							/
Di.							/
Mi.							/
Do.							/
Fr.							/
Sa.							/
So.							/

NOTIZ

_____

_____

_____

_____

_____

_____

_____

_____

_____

_____

DIABETES TAGEBUCH

MEINE MESSWERTE

Woche _____ **/20**

Körpergewicht _____

	Blutzucker				Insulin		Blutdruck
	morgens	mittags	abends	spät	morgens	abends	/
Mo.							/
Di.							/
Mi.							/
Do.							/
Fr.							/
Sa.							/
So.							/

NOTIZ

_____

_____

_____

_____

_____

_____

_____

_____

_____

_____

_____

DIABETES TAGEBUCH

MEINE MESSWERTE

Woche   /20

Körpergewicht

	Blutzucker				Insulin		Blutdruck
	morgens	mittags	abends	spät	morgens	abends	/
Mo.							/
Di.							/
Mi.							/
Do.							/
Fr.							/
Sa.							/
So.							/

NOTIZ

_____

_____

_____

_____

_____

_____

_____

_____

_____

_____

DIABETES TAGEBUCH

MEINE MESSWERTE

Woche   /20

Körpergewicht

	Blutzucker				Insulin		Blutdruck
	morgens	mittags	abends	spät	morgens	abends	/
Mo.							/
Di.							/
Mi.							/
Do.							/
Fr.							/
Sa.							/
So.							/

NOTIZ

_____

_____

_____

_____

_____

_____

_____

_____

_____

_____

DIABETES TAGEBUCH

MEINE MESSWERTE

Woche _____ **/20** _____

Körpergewicht _____

	Blutzucker				Insulin		Blutdruck
	morgens	mittags	abends	spät	morgens	abends	/
Mo.							/
Di.							/
Mi.							/
Do.							/
Fr.							/
Sa.							/
So.							/

NOTIZ

_____

_____

_____

_____

_____

_____

_____

_____

_____

DIABETES TAGEBUCH

MEINE MESSWERTE

Woche   **/20**

Körpergewicht

	Blutzucker				Insulin		Blutdruck
	morgens	mittags	abends	spät	morgens	abends	/
Mo.							/
Di.							/
Mi.							/
Do.							/
Fr.							/
Sa.							/
So.							/

NOTIZ

DIABETES TAGEBUCH

MEINE MESSWERTE

Woche   /20

Körpergewicht

	Blutzucker				Insulin		Blutdruck
	morgens	mittags	abends	spät	morgens	abends	/
Mo.							/
Di.							/
Mi.							/
Do.							/
Fr.							/
Sa.							/
So.							/

NOTIZ

_____

_____

_____

_____

_____

_____

_____

_____

_____

_____

DIABETES TAGEBUCH

MEINE MESSWERTE

Woche _____ /20

Körpergewicht _____

	Blutzucker				Insulin		Blutdruck
	morgens	mittags	abends	spät	morgens	abends	/
Mo.							/
Di.							/
Mi.							/
Do.							/
Fr.							/
Sa.							/
So.							/

NOTIZ

_____

_____

_____

_____

_____

_____

_____

_____

_____

_____

_____

DIABETES TAGEBUCH

MEINE MESSWERTE

Woche _____ /20

Körpergewicht _____

	Blutzucker				Insulin		Blutdruck
	morgens	mittags	abends	spät	morgens	abends	/
Mo.							/
Di.							/
Mi.							/
Do.							/
Fr.							/
Sa.							/
So.							/

NOTIZ

_____

_____

_____

_____

_____

_____

_____

_____

_____

_____

DIABETES TAGEBUCH

MEINE MESSWERTE

Woche /20

Körpergewicht

	Blutzucker				Insulin		Blutdruck
	morgens	mittags	abends	spät	morgens	abends	/
Mo.							/
Di.							/
Mi.							/
Do.							/
Fr.							/
Sa.							/
So.							/

NOTIZ

_____

_____

_____

_____

_____

_____

_____

_____

_____

_____

DIABETES TAGEBUCH

MEINE MESSWERTE

Woche _____ **/20**

Körpergewicht _____

	Blutzucker				Insulin		Blutdruck
	morgens	mittags	abends	spät	morgens	abends	/
Mo.							/
Di.							/
Mi.							/
Do.							/
Fr.							/
Sa.							/
So.							/

NOTIZ

_____

_____

_____

_____

_____

_____

_____

_____

_____

_____

DIABETES TAGEBUCH

MEINE MESSWERTE

Woche _____ **/20**

Körpergewicht _____

	Blutzucker				Insulin		Blutdruck
	morgens	mittags	abends	spät	morgens	abends	/
Mo.							/
Di.							/
Mi.							/
Do.							/
Fr.							/
Sa.							/
So.							/

NOTIZ

_____

_____

_____

_____

_____

_____

_____

_____

_____

_____

DIABETES TAGEBUCH

MEINE MESSWERTE

Woche _____ **/20**

Körpergewicht _____

	Blutzucker				Insulin		Blutdruck
	morgens	mittags	abends	spät	morgens	abends	/
Mo.							/
Di.							/
Mi.							/
Do.							/
Fr.							/
Sa.							/
So.							/

NOTIZ

_____

_____

_____

_____

_____

_____

_____

_____

_____

_____

_____

DIABETES TAGEBUCH

MEINE MESSWERTE

Woche _____ /20

Körpergewicht _____

	Blutzucker				Insulin		Blutdruck
	morgens	mittags	abends	spät	morgens	abends	/
Mo.							/
Di.							/
Mi.							/
Do.							/
Fr.							/
Sa.							/
So.							/

NOTIZ

_____

_____

_____

_____

_____

_____

_____

_____

_____

_____

DIABETES TAGEBUCH

MEINE MESSWERTE

Woche _____ **/20**

Körpergewicht _____

	Blutzucker				Insulin		Blutdruck
	morgens	mittags	abends	spät	morgens	abends	/
Mo.							/
Di.							/
Mi.							/
Do.							/
Fr.							/
Sa.							/
So.							/

NOTIZ

_____

_____

_____

_____

_____

_____

_____

_____

_____

_____

DIABETES TAGEBUCH

MEINE MESSWERTE

Woche _____ **/20** _____

Körpergewicht _____

	Blutzucker				Insulin		Blutdruck
	morgens	mittags	abends	spät	morgens	abends	/
Mo.							/
Di.							/
Mi.							/
Do.							/
Fr.							/
Sa.							/
So.							/

NOTIZ

DIABETES TAGEBUCH

MEINE MESSWERTE

Woche   /20

Körpergewicht

	Blutzucker				Insulin		Blutdruck
	morgens	mittags	abends	spät	morgens	abends	/
Mo.							/
Di.							/
Mi.							/
Do.							/
Fr.							/
Sa.							/
So.							/

NOTIZ

_____

_____

_____

_____

_____

_____

_____

_____

_____

_____

DIABETES TAGEBUCH

MEINE MESSWERTE

Woche   **/20**

Körpergewicht

	Blutzucker				Insulin		Blutdruck
	morgens	mittags	abends	spät	morgens	abends	/
Mo.							/
Di.							/
Mi.							/
Do.							/
Fr.							/
Sa.							/
So.							/

NOTIZ

_____

_____

_____

_____

_____

_____

_____

_____

_____

_____

DIABETES TAGEBUCH

MEINE MESSWERTE

Woche   /20

Körpergewicht

	Blutzucker				Insulin		Blutdruck
	morgens	mittags	abends	spät	morgens	abends	/
Mo.							/
Di.							/
Mi.							/
Do.							/
Fr.							/
Sa.							/
So.							/

NOTIZ

_____

_____

_____

_____

_____

_____

_____

_____

_____

DIABETES TAGEBUCH

MEINE MESSWERTE

Woche _____ /20

Körpergewicht _____

	Blutzucker				Insulin		Blutdruck
	morgens	mittags	abends	spät	morgens	abends	/
Mo.							/
Di.							/
Mi.							/
Do.							/
Fr.							/
Sa.							/
So.							/

NOTIZ

_____

_____

_____

_____

_____

_____

_____

_____

_____

_____

_____

DIABETES TAGEBUCH

MEINE MESSWERTE

Woche _____ /20

Körpergewicht _____

	Blutzucker				Insulin		Blutdruck
	morgens	mittags	abends	spät	morgens	abends	/
Mo.							/
Di.							/
Mi.							/
Do.							/
Fr.							/
Sa.							/
So.							/

NOTIZ

_____

_____

_____

_____

_____

_____

_____

_____

_____

_____

DIABETES TAGEBUCH

MEINE MESSWERTE

Woche _____ **/20**

Körpergewicht _____

	Blutzucker				Insulin		Blutdruck
	morgens	mittags	abends	spät	morgens	abends	/
Mo.							/
Di.							/
Mi.							/
Do.							/
Fr.							/
Sa.							/
So.							/

NOTIZ

_____

_____

_____

_____

_____

_____

_____

_____

_____

_____

DIABETES TAGEBUCH

MEINE MESSWERTE

Woche _____ **/20**

Körpergewicht _____

	Blutzucker				Insulin		Blutdruck
	morgens	mittags	abends	spät	morgens	abends	/
Mo.							/
Di.							/
Mi.							/
Do.							/
Fr.							/
Sa.							/
So.							/

NOTIZ

_____

_____

_____

_____

_____

_____

_____

_____

_____

_____

_____

DIABETES TAGEBUCH

MEINE MESSWERTE

Woche _____ /20

Körpergewicht _____

	Blutzucker				Insulin		Blutdruck
	morgens	mittags	abends	spät	morgens	abends	/
Mo.							/
Di.							/
Mi.							/
Do.							/
Fr.							/
Sa.							/
So.							/

NOTIZ

_____

_____

_____

_____

_____

_____

_____

_____

_____

_____

DIABETES TAGEBUCH

MEINE MESSWERTE

Woche _____ **/20**

Körpergewicht _____

	Blutzucker				Insulin		Blutdruck
	morgens	mittags	abends	spät	morgens	abends	/
Mo.							/
Di.							/
Mi.							/
Do.							/
Fr.							/
Sa.							/
So.							/

NOTIZ

_____

_____

_____

_____

_____

_____

_____

_____

_____

_____

DIABETES TAGEBUCH

MEINE MESSWERTE

Woche _____ **/20**

Körpergewicht _____

	Blutzucker				Insulin		Blutdruck
	morgens	mittags	abends	spät	morgens	abends	/
Mo.							/
Di.							/
Mi.							/
Do.							/
Fr.							/
Sa.							/
So.							/

NOTIZ

_____

_____

_____

_____

_____

_____

_____

_____

_____

_____

_____

DIABETES TAGEBUCH

MEINE MESSWERTE

Woche _____ /20

Körpergewicht _____

	Blutzucker				Insulin		Blutdruck
	morgens	mittags	abends	spät	morgens	abends	/
Mo.							/
Di.							/
Mi.							/
Do.							/
Fr.							/
Sa.							/
So.							/

NOTIZ

_____

_____

_____

_____

_____

_____

_____

_____

_____

_____

DIABETES TAGEBUCH

MEINE MESSWERTE

Woche _____ /20

Körpergewicht _____

	Blutzucker				Insulin		Blutdruck
	morgens	mittags	abends	spät	morgens	abends	/
Mo.							/
Di.							/
Mi.							/
Do.							/
Fr.							/
Sa.							/
So.							/

NOTIZ

_____

_____

_____

_____

_____

_____

_____

_____

_____

_____

DIABETES TAGEBUCH

MEINE MESSWERTE

Woche _____ **/20** _____

Körpergewicht _____

	Blutzucker				Insulin		Blutdruck
	morgens	mittags	abends	spät	morgens	abends	/
Mo.							/
Di.							/
Mi.							/
Do.							/
Fr.							/
Sa.							/
So.							/

NOTIZ

_____

_____

_____

_____

_____

_____

_____

_____

_____

_____

DIABETES TAGEBUCH

MEINE MESSWERTE

Woche   **/20**

Körpergewicht

	Blutzucker				Insulin		Blutdruck
	morgens	mittags	abends	spät	morgens	abends	/
Mo.							/
Di.							/
Mi.							/
Do.							/
Fr.							/
Sa.							/
So.							/

NOTIZ

DIABETES TAGEBUCH

MEINE MESSWERTE

Woche _____ /20

Körpergewicht _____

	Blutzucker				Insulin		Blutdruck
	morgens	mittags	abends	spät	morgens	abends	/
Mo.							/
Di.							/
Mi.							/
Do.							/
Fr.							/
Sa.							/
So.							/

NOTIZ

_____

_____

_____

_____

_____

_____

_____

_____

_____

_____

DIABETES TAGEBUCH

MEINE MESSWERTE

Woche _____ /20

Körpergewicht _____

	Blutzucker				Insulin		Blutdruck
	morgens	mittags	abends	spät	morgens	abends	/
Mo.							/
Di.							/
Mi.							/
Do.							/
Fr.							/
Sa.							/
So.							/

NOTIZ

_____

_____

_____

_____

_____

_____

_____

_____

_____

_____

_____

DIABETES TAGEBUCH

MEINE MESSWERTE

Woche _____ /20

Körpergewicht _____

	Blutzucker				Insulin		Blutdruck
	morgens	mittags	abends	spät	morgens	abends	/
Mo.							/
Di.							/
Mi.							/
Do.							/
Fr.							/
Sa.							/
So.							/

NOTIZ

_____

_____

_____

_____

_____

_____

_____

_____

_____

_____

DIABETES TAGEBUCH

MEINE MESSWERTE

Woche _____ /20

Körpergewicht _____

	Blutzucker				Insulin		Blutdruck
	morgens	mittags	abends	spät	morgens	abends	/
Mo.							/
Di.							/
Mi.							/
Do.							/
Fr.							/
Sa.							/
So.							/

NOTIZ

_____

_____

_____

_____

_____

_____

_____

_____

_____

_____

_____

DIABETES TAGEBUCH

MEINE MESSWERTE

Woche _____ **/20** _____

Körpergewicht _____

	Blutzucker				Insulin		Blutdruck
	morgens	mittags	abends	spät	morgens	abends	/
Mo.							/
Di.							/
Mi.							/
Do.							/
Fr.							/
Sa.							/
So.							/

NOTIZ

_____

_____

_____

_____

_____

_____

_____

_____

_____

_____

_____

DIABETES TAGEBUCH

MEINE MESSWERTE

Woche   /20

Körpergewicht

	Blutzucker				Insulin		Blutdruck
	morgens	mittags	abends	spät	morgens	abends	/
Mo.							/
Di.							/
Mi.							/
Do.							/
Fr.							/
Sa.							/
So.							/

NOTIZ

_____

_____

_____

_____

_____

_____

_____

_____

_____

_____

DIABETES TAGEBUCH

MEINE MESSWERTE

Woche _____ /20

Körpergewicht _____

	Blutzucker				Insulin		Blutdruck
	morgens	mittags	abends	spät	morgens	abends	/
Mo.							/
Di.							/
Mi.							/
Do.							/
Fr.							/
Sa.							/
So.							/

NOTIZ

_____

_____

_____

_____

_____

_____

_____

_____

_____

_____

_____

www.ingramcontent.com/pod-product-compliance
Lightning Source LLC
Chambersburg PA
CBHW060411290526
45791CB00002B/697